Dr Théodore LECQ
MÉDAILLE D'ARGENT DES ÉPIDÉMIES
EX-INTERNE DES HOPITAUX D'AMIENS

DE
L'HYSTÉROPEXIE VAGINALE

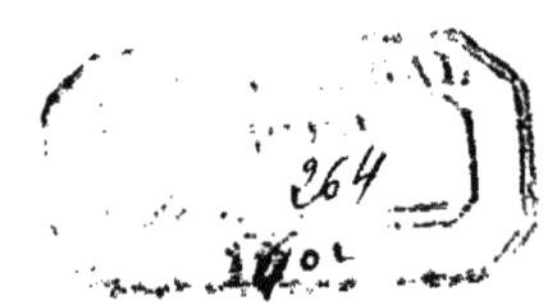

PARIS
Jules ROUSSET
36, Rue Serpente
1902

Dr Théodore LECQ
MÉDAILLE D'ARGENT DES ÉPIDÉMIES
EX-INTERNE DES HOPITAUX D'AMIENS

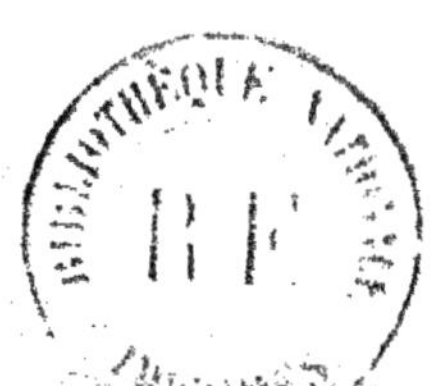

DE
L'HYSTÉROPEXIE VAGINALE

PARIS
Jules ROUSSET
36, Rue Serpente

1902

A MON PÈRE

A MA MÈRE

A MA SŒUR

A MES PARENTS ET AMIS

A MES MAITRES DE L'HOPITAL D'AMIENS

A MON PRÉSIDENT DE THÈSE

MONSIEUR LE PROFESSEUR LE DENTU

Professeur de Clinique chirurgicale,
Membre de l'Académie de Médecine,
Officier de la Légion d'honneur.

Avant-propos.

En terminant nos études médicales nous nous faisons un plaisir et un devoir d'exprimer ici notre gratitude à tous nos maitres de l'école de médecine d'Amiens pour l'intérêt qu'ils nous ont porté et l'instruction qu'ils nous ont fait acquérir.

Nous remercions tout particulièrement M. le docteur C. Fournier qui a bien voulu mettre à notre disposition les observations sur lesquelles nous avons fait notre thèse.

Nous avons à noter une reconnaissance toute particulière à notre très regretté directeur de l'Ecole de médecine d'Amiens et professeur d'accouchement, M. le docteur Lenoel.

Nous assurons notre gratitude au regretté professeur de clinique interne M. le docteur Mollien, dans le service duquel nous nous trouvions lors de l'épidémie de typhus de 1893. C'est là que nous avons pu admirer son dévouement.

M. le professeur Moulonguet a droit à nos plus sincères remerciements. Sympathique et affable il a toujours su captiver notre attention en pathologie externe.

M. le professeur Peugniez a été pour nous un guide précieux pendant l'année que nous avons passé dans son service.

M. le professeur Le Dentu a bien voulu accepter la présidence de notre thèse, c'est un honneur dont nous sommes fier et auquel nous sommes sensible. Nous nous permettons de lui exprimer ici tous nos sentiments de profonde reconnaissànce.

Introduction.

Nous avons pu remarquer dans le courant de nos études qu'il existe un nombre considérable de femmes atteintes d'inflammations génitales (métrites, vaginites, salpingites), de tumeurs (cancers, fibromes), d'hématocèles (grossesses extra-utérines), de prolapsus, de déviations ; les autres affections génitales sont assez rares pour sortir du cadre de la pratique courante. Mais parmi ces inflammations, ces tumeurs, ces déplacements, quelle est l'importance de la rétrodéviation ? Enorme, nous ne craignons pas de le dire ; elle occupe, avec les inflammations, et les tumeurs, la place prépondérante en gynécopathie, elle atteint un quart des femmes que nous examinons.

Ce qui déroute le praticien, c'est que la rétrodéviation se montre sous divers aspects, c'est que chacun de ces aspects peut être complet, c'est que les lésions qui l'accompagnent semblent prédominantes, alors qu'elles ne sont que consécutives. Le diagnostic est un des moins bien connus.

Mais, nous l'avons dit, la marche de ces rétrodéviations permet de distinguer trois phases :

« Dans une première phase, pas de douleurs, l'utérus est mobile, la malade ignore souvent son affection. Cela peut durer des mois et des années, car il suffit qu'aucun germe nocif ne pénètre dans la cavité utérine. » Nous avons tous vu des femmes de 40 ou 45 ans, possédant un petit utérus renversé sur le rectum, resté indifférent, oublié des microorganismes et d'ailleurs voué à l'oubli prochain et définitif, la ménopause approchant. Cet utérus-là a su se garer de l'infection; nous le rencontrons par hasard et nous l'oublions comme il convient.

Mais, le plus ordinairement, la porteuse de cet utérus vient à nous parce qu'elle souffre : la seconde phase est apparue. « Le fond de l'utérus est douloureux, enflammé, la métrite n'est pas douteuse. Les souffrances apparaissent surtout dans la marche, dans les efforts. Le rectum est comprimé, la constipation se montre. » Dans un cas, des migraines atroces se montraient tous les deux ou trois jours depuis des années; il nous suffit de faire la vagino-fixation pour les faire disparaitre ; elles étaient dues à la constipation par compression du rectum. La coccygodynie est souvent signalée. La dysménorrhée est courante et la stérilité habituelle.

L'utérus est un organe creux, intermédiaire entre les oviductes et le vagin ; il a pour mission de donner passage aux sécrétions des trompes et aux siennes, et chaque mois il faut encore qu'il permette au sang des règles de s'écouler librement. S'il est normalement placé, si même il est un peu antédévié (il faut excepter l'antéflexion pathologique), ces liquides glandulaires et menstruels vont s'écouler hors de sa cavité. S'il est rétrodévié, cet écoulement est difficile et même impossible. L'antéflexion est déjà fâcheuse à cet égard; mais bien pire est la rétrodéviation. L'utérus est renversé, plié en arrière dans la rétroflexion, adhérent même dans cette position vicieuse. Comment pourrait-il fonctionner? Il n'est plus le drain idéal qui déverse au dehors ses liquides constitutionnels; il est le triste drain mal placé, plié, renversé, posé en dépit du bon senset des lois de la déclivité. Et l'on veut qu'il fonctionne dans cette situation !

Il peut suffire, sec, atrophié, fibreux déjà, pour les femmes âgées; mais pour la femme jeune, c'est un drain nuisible, un utérus dangereux. Voilà pourquoi les sécrétions y demeurent, pourquoi y stagnent les liquides microbiens, pourquoi un coït banal, une injection ordinaire l'infecteront sans même qu'il soit nécessairede gonocoques, voilà pourquoi il s'enflamme. Oui, voilà pourquoi la métrite est la compagne presque obligée de la rétrodéviation, pourquoi les adhérences d'une périmétrite fréquente le soudent bientôt au rectum, pourquoi les douleurs sont apparues. Voilà enfin pourquoi la dysménorrhée n'est pas rare, pourquoi la stérilité est si habituelle, les spermatozoïdes ne pouvant remonter dans la cavité de l'utérus rétrofléchi.

Notez que ces troubles, on les suit, on les voit venir.

La jeune femme récemment accouchée avait de la laxité de ses ligaments, elle s'est levée trop tôt, son utérus a basculé, elle ne s'en plaint pas encore. Mais trois mois après les douleurs apparaissent. Chez une autre, l'évolution est plus lente : il faut des années pour que le déplacement s'accuse et qu'on s'en plaigne. Un premier examen avait dévoilé cette simple rétrodéviation ; mais plus tard un second examen perçoit derrière le col le fond de l'utérus rétrofléchi, épais, gonflé, œdémateux, doublé ou triplé de volume, douloureux au toucher vaginal ; des adhérences immobilisent bientôt le fond de l'utérus enflammé. On peut arrêter là la seconde phase.

La troisième phase est alors constituée par la salpingite uni ou bilatérale. On connait ce syndrome fréquent ; rétroflexion, métrite, salpingite gauche prolabée dans le Douglas, derrière l'utérus auquel il adhère ; c'est une forme bien étudiée et que Segond a parfaitement décrite. — Mais voici une forme plus grave et tout aussi clinique : utérus et annexes enflammés, tuméfiés, douloureux et formant dans le bassin un bloc dans lequel l'utérus est parfaitement renversé en arrière, c'est la périmétrosalpingite double, consécutive à la déviation utérine. Les lésions sont apparues peu à peu, elles se sont surajoutées, et tout est tellement malade que si on n'avait pas suivi la maladie ou si l'on ignorait cette marche, on n'en connaîtrait pas l'origine.

Or, ce sont là les méfaits de la rétrodéviation, ce déplacement simple et si bénin dans sa première phase : c'est elle qui a entraîné ce processus pathologique funeste : elle est la vraie coupable. En dénonçant cette affection, en relevant ses dangers, nous faisons œuvre de conviction, basée sur l'expérience et le raisonnement que le docteur C. Fournier a acquis ces six dernières années. Nous avons vu guérir des salpingites blennorrhagiques et nous en avons vu beaucoup qui ne guérissaient pas. Or, les premières appartenaient toujours à des trompes accompagnant des utérus bien situés, les secondes incurables appartenaient souvent à des utérus rétrodéviés. Cette rétrodéviation suffit déjà par elle-même à couder l'isthme de l'utérus, elle met un obstacle à l'écoulement des sécrétions salpingiennes : on se demande en vérité comment pourrait guérir une salpingite aussi mal drainée S'explique-t-on maintenant l'importance considérable que nous accordons à cette chose en apparence si simple et si banale, la rétrodéviation ? Nous l'accusons de tous ces maux, nous l'avons vue les commettre, et c'est pourquoi nous nous permettons de lui assigner cette grande place dans le cadre des affections les plus communes de la pathologie féminine.

Diagnostic.

Il importe, on le voit, d'établir de bonne heure son diagnostic. Qu'on n'oublie pas qu'il faut par le palper bimanuel toujours commencer à chercher l'utérus. Chez les très nerveuses ou très grasses, on sera parfois obligé de se contenter du toucher vaginal pour apprécier derrière le col le fond de l'utérus, et l'hystérométrie pourra alors renseigner sur la direction de l'organe. Mais pareille recherche doit être exceptionnelle et entre les deux mains il faut chercher le corps de l'utérus et en trouver le fond ; on conçoit les difficultés dans les rétroflexions accusées.

Jamais l'on ne se servira de spéculum pour cet examen car, une fois appliqué, l'utérus en rétroflexion mobile peut se réduire. L'hystéromètre même ne devra être appliqué que conduit par le doigt à travers le vagin et, introduit dans le col il suivra docilement la direction que lui indiquera la cavité utérine. On verra par ce procédé si l'instrument peut réduire en partie la tumeur que l'on avait sentie dans le cul-de-sac postérieur. Il n'y a plus qu'à diagnostiquer le genre de rétroversion. Si elles sont, d'après le langage de Trélat (1), réductibles, résistantes ou adhérentes.

Il faut se rappeler qu'un fibrome peut occuper le fond et le cul-de-sac de Douglas, qu'une salpingite prolabée peut amener l'erreur, qu'un petit kyste de l'ovaire donne même sensation d'œdème, qu'une ancienne et petite hématocèle peut à la rigueur être confondue. Qu'on cherche donc bien à palper l'utérus avant de chercher à côté de lui et qu'on ne se tienne pour satisfait qu'après l'avoir nettement senti et délimité.

(1) Trélat, Clinique chir., t. II, p. 674.

Pronostic.

Le pronostic dans la première période est bon, dans ce sens qu'on peut atteindre et se contenter de surveiller.

Mais dans la pratique courante, cette surveillance sera difficile, impossible même, on risquera d'arriver trop tard. Et puisque l'intervention est bénigne il vaut toujours mieux la pratiquer. On évitera de la sorte les phases ultérieures. Dans les deux autres périodes l'intervention est évidemment nécessaire. Quand il y a simplement métrite et adhérences, un curettage et une colpotomie postérieure suffisent avec le redressement. Mais si les annexes sont malades d'un côté il faut les supprimer. Si l'annexite est double, on se trouve en face du cas le plus grave : il faut pratiquer l'hystérectomie vaginale. C'est cette fin qu'il faut éviter, c'est pour éviter cette mutilation qu'il importe de reconnaitre la rétrodéviation et de la reconnaitre à son début. Nous insistons de plus en plus sur la nécessité de pratiquer aux utérus rétrodéviés l'hystéropexie vaginale et de faire tout son possible pour guérir, sans sacrifier aucun organe. Proposer une ablation totale pour une rétrodéviation même adhérente est dépasser de beaucoup le but permis, puisqu'on peut sans danger, et même sans enlever quoique ce soit, guérir facilement la rétrodéviation.

Avant de passer au traitement, nous tenons à dire que la rétrodéviation observée dans les quatre premiers mois de la grossesse est plus rarement reconnue qu'en dehors de l'état gravidique, mais qu'exceptionnels sont les cas dans lesquels ce déplacement ne se réduit pas spontanément.

Pour les cas rebelles, il faut essayer la réduction et la maintenir avec un gros ballon vaginal. L'utérus qui grossit continuellement garde sa place dans l'abdomen et ne descend plus dans le bassin.

Rarement on sera obligé d'intervenir d'une façon plus sérieuse. Toutefois si la malade est en danger de mort, ainsi que cela se voit par obstruction intestinale, dysurie et retention, vomissements incoercibles, mort de l'œuf et dépérissement de l'état général, il ne faut pas hésiter pour sauver la mère à supprimer la rétrodéviation.

La plupart des accoucheurs pratiquent l'avortement provoqué et les succès obtenus sont immédiats.

Quelques-uns ont proposé dernièrement une laparotomie pour relever l'utérus et réduire le déplacement.

Cette seconde méthode excellente au point de vue théorique a encore besoin de l'appui de la pratique pour être généralement adoptée, et il faut bien dire que dans les cas graves qui la nécessitent, il y a toujours à craindre de laparotomiser pour réduire un utérus dans lequel le fœtus est déjà mort : l'avortement spontané prouve alors qu'on a fait une opération inutile. La rétrodéviation gravidique étant comme on le voit une affection à part, nous allons continuer à nous occuper de la rétrodéviation ordinaire, nous allons en exposer le traitement et terminerons par l'étude de la grossesse dans l'utérus fixé.

Traitement.

Divers procédés. Moyens non sanglants. — Cette catégorie est bien ancienne. Elle se divise en trois ;

1° Remise en place de l'utérus par la position de la malade. Il faut que l'organe ne soit pas adhérent. Ce moyen est fort infidèle.

2° Réduction de l'utérus par le redresseur. Trélat a inventé un instrument spécial pour la circonstance.

3° Réduction par la main de l'opérateur, opération de Schultze.

L'utérus devra être soutenu et fixé dans sa nouvelle position avec un pessaire sans quoi il retourne immédiatement à sa première et vicieuse position.

Cet instrument fixateur est à notre avis peu recommandable. D'abord il ne peut prendre d'appui que sur des parties molles, sur rien de stable, il glisse, se déplace et c'est plutôt l'utérus qui le conduit, qu'il ne conduit l'utérus. De plus, il faut à ce pessaire un périnée résistant et bien souvent, il a été déchiré dans une grossesse antérieure. Les méfaits de cet instrument sont beaucoup plus graves. Si nous admettons que dans de rares cas le pessaire bien appliqué, bien conditionné, maintient l'utérus, il arrive un moment où cet organe s'enflamme et alors une femme qui était atteinte de rétrodéviation indolore se met à souffrir et la métrite qui avait jusqu'alors été évitée, fait son apparition. Enfin le pessaire a des inconvénients sur lesquels il est inutile d'insister ; comme ce sont des inconvénients plutôt d'ordre privé que chirurgical, il nous semble que ce sont les malades qui doivent trancher la question. Elles préfèrent souvent l'opération.

Le nombre de ces opérations est prodigieux. Les chirurgiens ont aiguisé leur sagacité à trouver un moyen qui réponde le mieux aux traitements des rétrodéviations. Beaucoup de ces opérations se font par le vagin, d'autres par la voie abdominale.

Moyens sanglants. — On a cherché à raccourcir les ligaments, et tour à tour on a opéré sur les ligaments larges, utéro-sacrés, et ligaments ronds.

C'est Polk (1), qui le premier a pensé à fixer l'utérus en une bonne position, en raccourcissant les ligaments larges.

Kelly opérait sur les ligaments utéro-sacrés, ces interventions n'ont pas été suivies.

Le raccourcissement des ligaments ronds a au contraire rencontré beaucoup de suffrages et on le pra-

(1) Polk. Tr. of the Amer. Gynœk. soc. vol. XIV ; 1889, p. 250.

tique souvent aujourd'hui. Ces sortes d'opérations sont nombreuses.

Raccourcissement extra-péritonéale des ligaments ronds (Alquié-Alexander-Adam). — Cette intervention se divise en quatre temps.

1er Recherche des ligaments ronds par une incision parallèle à l'arcade de Fallope;

2e Dégagement des ligaments et redressement de l'utérus ;

3e Fixation des ligaments et occlusion de la plaie;

4e Fixation de l'utérus avec un pessaire. Pozzi préfère pour cette fixation un tampon vaginal.

Raccourcissement intra-péritonéal des ligaments ronds, procédé de Wylie. — Il consiste à ouvrir le ventre, à rechercher les ligaments ronds, à faire avec eux une anse qu'il maintient en passant dans leur tissu trois solides ligatures.

Le procédé de Dudley est semblable au premier, il n'en diffère que parce qu'il fixe à l'utérus les ligaments en les suturant.

Hystéropexie abdominale. — Le procédé de Czerny-Terrier consiste après ouverture du ventre à passer trois fils dans la paroi antérieure de l'utérus, chacun des chefs de ces fils est passé ensuite dans la paroi abdominale au niveau des lèvres de la plaie. On a soin de ne pas prendre la peau. Ces fils sont liés, de sorte que l'utérus est fixé à la paroi abdominale antérieure.

Le procédé de Pozzi diffère du premier en ce qu'au lieu de fixer l'utérus à point séparé, il fait un surjet.

Enfin le procédé de Legueu entre toujours dans le même ordre d'idées. Il passe un fil double à trois reprises différentes dans la paroi antérieure de l'utérus, puis conduit ces fils dans les lèvres de la plaie comme précédemment en ayant soin de les passer un à un et en les séparant de 1 cent. à 1 cent. 1/2 de façon à pouvoir les lier solidement.

Hystéropexies vaginales. — Ces opérations dérivent de l'idée qu'a eue Amussat d'agir sur le col en le fixant en sens contraire de son déplacement Dans le même ordre d'idées Richelot père (1) fixait le col à la paroi postérieure du vagin.

Van Robeneau (2) eut le premier l'idée de fixer la paroi antérieure de l'utérus au vagin. Il fut imité par Schmidt et Schücking (3). Plus tard Van Robeneau revenait à son opération en lui ajoutant la fixation du col en arrière.

1° Procédé de Durhsen. — Incision transversale de trois centimètres au niveau de l'insertion de la paroi vaginale antérieure. Décollement de l'utérus. Redressement de l'organe avec l'hystéromètre. Les fils sont passés à l'aide d'une aiguille qui, introduite dans la cavité utérine, ressort à la paroi antérieure après l'avoir traversée. Ces fils sont étagés jusqu'au fond de l'organe et sont ensuite fixés à la paroi vaginale.

2° Procédé de Mackenrodt. — Incision transversale du vagin. Décollement de l'utérus. Fixation couche

(1) Richelot, Union méd. 1868, n° 58 et 59.
(2) Berl, Klin woch, 1886, n° 18, p. 281.
(3) Schücking Cent., f. gyn., 1888, p 181 et 682.

par couche de la paroi vésicale qui avait été détachée du col utérin au corps de l'utérus, c'est une vésico-fixation.

3° Procédé de Le Dentu et Pichevin. — Incision longitudinale antéro-postérieure du vagin. Séparation de l'utérus d'avec la vessie. Remise en place de l'organe avec le redresseur de Trélat. Ouverture du cul-de-sac péritonéal antérieur. Passage de fils, non plus à travers l'utérus d'avant en arrière, mais transversalement dans l'épaisseur de la paroi sans entrer dans la cavité. Ces fils sont étagés jusqu'en haut de l'utérus, puis ils sont fixés à la paroi vaginale.

L'hystéropexie abdominale et l'Alexander ont moins de partisans qu'autrefois.

La fixation abdominale place l'utérus au-dessus de la vessie et l'attire dans une position anormale qui peut déterminer des douleurs. Mais l'inconvénient principal est la suppuration et la suppuration est fatale dans un certain nombre de cas, parce qu'on passe des fils dans un utérus infecté.

L'*Alquié-Alexander* a encore été fort conseillé au Congrès de 1900. Nous l'aimons assez peu parce qu'il prédispose aux hernies, grave inconvénient.

Aujourd'hui ce qui paraît le plus en faveur, c'est le *raccourcissement des ligaments ronds par la voie abdominale.*

On leur fait une anse qu'on suture pour les raccourcir, puis on ferme la paroi. Comme on ne touche pas à l'utérus il n'y a pas mobilisation de microorganismes et le résultat est bon : comme nous avons pu nous en convaincre, aucune hyperthermie, aucune suppuration n'est à craindre. Toutefois on ne sait pas si les ligaments ronds ne se relâchent pas au bout d'un certain temps. Le plus grave reproche que nous faisons à ces procédés par la voie abdominale c'est qu'il faut créer une cicatrice qui reste toujours visible sur le bas-ventre.

Cette perspective effraie nombre de malades. M. C. Fournier disait à la Société obstétricale de France que les malades se décidaient plus facilement pour la vaginofixation que pour une laparotomie, même bénigne. M. Doléris répondait que pour sa part, il continuait à préférer l'Alquié-Alexander et le raccourcissement intra-abdominal des ligaments ronds. En admettant que ces deux voies, abdominale et vaginale, soient de même valeur pour la pexie utérine, nous croyons néanmoins que les considérations précédentes railieront plutôt les suffrages des malades en faveur de la voie vaginale.

Chaque chirurgien a d'ailleurs un procédé qu'il préfère, et comme il l'emploie fréquemment il y devient habile, de sorte que ce procédé est le meilleur. Mais nous le répétons, le motif pour lequel nous n'employons que rarement aujourd'hui l'une de ces trois interventions : hystéropexie abdominale, Alexander et raccourcissement des ligaments ronds, c'est que chacune d'elles exige la laparotomie. Cette laparotomie n'est pas grave, elle n'entraine pas la mort ; mais nous l'évitons volontiers parce que l'opération ne nous paraît pas proportionnée à la maladie. A un cas urgent ou grave on peut opposer une opération ellemême grave et mutilante. A un cas simple et encore bénin, opposera-t-on une opération grave ou mutilante ? Une jeune femme est atteinte d'une rétrodéviation mobile peu douloureuse. C'est un peu excessif que de lui proposer d'emblée une laparotomie pour redresser et fixer cet utérus. Elle acceptera rarement d'ailleurs. En tout cas, il persistera sur son ventre une cicatrice indélébile et si, malheureusement, du pus se produit, il y aura peut-être un peu d'éventration plus tard. Cela mérite réflexion. Certes, voici une autre circonstance où nous n'hésiterons pas à ouvrir le ventre : la rétrodéviation s'accompagne d'une salpingite unilatérale élevée : alors la laparotomie va nous permettre à la fois le raccourcissement des ligaments ronds et l'ablation des annexes malades. Mais lorsqu'il n'existe que de la métrite et des adhérences nous préférons incontestablement la voie vaginale.

Avantages de la vaginofixation. — Cette considération n'est pas sans valeur. Elle nous permet de proposer l'opération à toute femme dont l'utérus est rétrodévié. Qu'avons-nous à craindre ? L'hystéropexie vaginale est bénigne ; quand elle sera faite on n'en verra pas les traces, la cicatrice vaginale ne pourra être retrouvée que par un médecin, elle ne gênera aucune des fonctions génitales, elle ne sera pas visible. L'intervention est aussi bénigne que possible ; jamais nous n'avons vu d'accidents et ce qui peut arriver de pire, c'est qu'elle ne serve à rien, l'utérus n'étant pas bien fixé. Ce fait exceptionnel peut se présenter quand on n'a pas encore bien l'habitude ou quand on fixe un utérus friable de femme trop récemment accouchée. L'inconvénient n'est pas grand.

Blesser la vessie nous paraît bien difficile ; cette séparation est un temps délicat, mais non dangereux, il suffit d'y mettre le temps voulu. Ce qui prouve bien la bénignité de l'intervention, c'est que nous avons vu des malades assez imprudentes pour se lever cinq ou six jours après : elles allaient bien quand même. Trois fois le docteur Fournier nous dit qu'il a eu les accidents que voici : chez une femme, dont nous aurons occasion de reparler, il a eu le tort de fixer le fond de l'utérus en une antéversion qui a nui plus tard. Chez une seconde l'utérus a été fixé deux mois et demi après l'accouchement, la friabilité de l'utérus n'avait pas été escomptée. Chez une troisième enfin, il se produisit des abcès qui se sont vidés spontanément dans le vagin : il est vrai que chez cette malade au cours de l'opération la trompe gauche purulente, avait été enlevée. Et c'est tout. Comme on le voit chacun de ces inconvénients peut facilement être évité. Cela nous fait dire que l'opération est bénigne et nous en sommes absolument convaincu. Il va sans dire qu'il faut être aussi aseptique que possible, afin d'obtenir une guérison rapide.

La vaginofixation est en outre efficace : l'utérus fixé par sa paroi antérieure à la paroi vaginale tient bien dans cette position. Ses adhérences s'allongent un peu insensiblement. Nous avons vu des opérées de trois ans chez lesquelles l'utérus était moins couché sur la paroi vaginale et tendait à se rapprocher de l'axe médian avec lequel il coïncide normalement.

Mais si l'organe s'éloigne un peu du pubis et du vagin, c'est pour être encore plus normalement placé et il suffit uniquement qu'il ne retourne pas en arrière. Or ce but est atteint. Tous les troubles disparaissent: la dysménorrhée, les douleurs intermenstruelles, la coccygodynie, la constipation, les réflexes gastriques ou autres, et même la stérilité. La malade se remet à manger de bon appétit et à reprendre ses occupations, elle n'est plus infirme, elle est tout autre.

Mais il faut bien répéter à ces malades qu'elles ne doivent reprendre la vie tout à fait normale que trois mois après l'intervention, parce qu'il faut laisser à l'utérus et aux organes voisins le temps de revenir tout à fait à leurs dimensions et à leurs fonctions normales.

On ne nie pas ces résultats, au reste, mais on objecte un inconvénient sérieux et qui mérite considération, c'est la grossesse survenant après la fixation. J'y reviendrai en détail, mais nous pouvons dire que cet inconvénient peut être évité selon le *manuel opératoire* que l'on emploiera. Il est un point seulement qui n'est pas discutable c'est que cette opération est difficile, surtout au début, minutieuse d'abord dans la dissection de la paroi vaginale, pénible parfois pour traverser l'utérus au moyen de catguts. Ces difficultés ont pu être telles qu'elles ont découragé les débutants et peut-être empêché cette opération d'entrer dans la pratique courante. Mais qu'importe la difficulté si le résultat est bon et l'intervention sans danger ? C'est une question d'habitude et de perfectionnement du *manuel opératoire*.

La vaginofixation évite de plus grandes interventions aux malades qui veulent bien ne pas attendre. Elle évite l'hystérectomie totale, à beaucoup qui sont condamnées à la métro-salpingite double, si elles ne se décidaient pas. Elle est *conservatrice* ; c'est pour nous une manière de faire de moins en moins l'ablation des organes. N'est-ce donc pas un progrès ? Ceux qui prônent aujourd'hui la myomectomie dans certain cas de fibromyomes poursuivent un but analogue au nôtre, la conservation d'un utérus myomateux ; mais ils ne peuvent, hélas ! toujours affirmer la guérison, tandis que nous pouvons l'affirmer ici en conservant l'organe.

Certes, si nous arrivons trop tard, si la bi-annexite existe, nous proposerons comme tout le monde la castration totale, parce qu'il est trop tard pour faire mieux. Mais s'il n'y a pas d'annexite, nous ferons la vaginofixation. Si l'annexite est milatérale, nous pourrons l'enlever tout en pratiquant l'hystéropexie. Si cette salpingite constatée est prolabée, il faut l'enlever par le vagin en faisant la vaginofixation, telle est du moins la marche que s'est imposée M. C. Fournier. Si la salpingite est élevée, il pratique la laparotomie et l'enlève en faisant l'hystéropexie abdominale. Dans tous les autres cas, il fait l'hystéropexie vaginale.

Manuel opératoire. — Voici le procédé en détails auquel M. C. Fournier donne la préférence. La malade est endormie dans la position gynécologique. Il faut souvent faire un curettage pour commencer ou tout au moins une soigneuse désinfection de la cavité utérine. Depuis quelques jours on fait l'antisepsie vaginale et purgé la malade la veille pour vidér son rectum.

On place deux valves et une pince de Museux sur le col. Si l utérus est rétrofléchi, il faut placer la pince de Museux sur la lèvre postérieure du col pour attirer l'organe et le soulever, puis faire une colpotomie postérieure : cette incision du cul-de-sac de Douglas va permettre d'explorer la face postérieure de l'utérus et les annexes et de décoller les adhérences pour soulever en avant plus tard l'utérus. En outre s'il y a une salpingite prolabée on pourra la reconnaître sûrement pour l'enlever.

Cette incision et ce décollement de l'utérus en arrière sont sans dangers. Bientôt quand l'organe sera détaché de ses connexions antérieures, il ne sera plus attaché aux organes voisins que par ses côtés, ligaments larges, ronds, utéro-sacrés, et ballottera autour de son pédicule hypogastrique, en tournant autour de son isthme fixé, comme sur une charnière. Cette mobilité est utile à obtenir et il n'y a aucun inconvénient puisque les vaisseaux et les nerfs pénètrent tous sur le côté. Evidemment s'il n'existe, ni doute d'adhérences, ni adhérences en arrière, la colpotomie postérieure est inutile.

Qu'on l'ait faite ou non, on se trouvera bien, après

avoir enlevé la pince de Museux pour la placer au bord de la lèvre antérieure du col, d'attirer le plus possible à la vulve pour agir en supprimant les deux valves.

On remplace la valve postérieure par une compresse un peu longue qui garantit le cul-de-sac postérieur et tombe en avant de l'anus pour protéger l'opérateur contre les souillures possibles. Cette compresse ne tient pas de place et suffit. La valve antérieure est remplacée par une pince de Kocher qui saisit la paroi vaginale antérieure au-dessous du tubercule de l'urèthre pour tendre cette paroi.

Dans le premier temps, l'aide qui se tient à gauche de l'opérateur, a pour mission de tenir en haut, de la main gauche, la pince de Kocher, et de tenir en bas, de la main droite, la pince de Museux. En tirant légèrement il déplisse la paroi vaginale antérieure tout entière qu'il faut inciser. Le bistouri glisse de haut en bas et pratique une incision médiane qui va d'une pince à l'autre, en entamant la muqueuse vaginale. Quand cette incision est terminée l'opérateur prend une pince à disséquer à mors larges pour saisir un des bords de la plaie et avec le bistouri il dissèque la muqueuse vaginale dont il amorce le décollement. On décolle habituellement cette muqueuse avec l'ongle de l'index et tenant serrée la muqueuse entre les mors de la pince. Deux centimètres de décollement à droite et à gauche suffisent; on obtient deux volets vaginaux qu'on repère avec une pince hémostatique.

Le deuxième temps est l'ouverture du cul-de-sac péritonéal antérieur et le décollement de la vessie d'avec l'utérus. On amorce ce décollement en sectionnant les tissus en bas de la plaie vaginale, au contact de la pince de Museux, sur le col. Puis on gratte de bas en haut avec l'ongle de l'index absolument comme dans l'hystérectomie vaginale. Dès qu'on arrive sur le péritoine, on le sectionne, et en pénétrant dans le cul-de-sac péritonéal, on libère la face antérieure de l'utérus en glissant l'index de droite à gauche.

Le troisième temps est le passage de catguts dans la paroi utérine.

Mais comme après le décollement de la vessie, l'utérus reste profond et rétrofléchi, il y a bien des cas où le fond de l'organe est très difficile à amener dans la plaie vaginale. Avec les pinces de Kocher on l'attire peu à peu en les plaçant les unes au-dessus des autres; mais si l'on n'a recours qu'à ces tractions, on déchire la paroi utérine et on n'amène rien. C'est pourquoi M. C. Fournier conseille d'abord de placer dans la plaie vaginale une valve, dont le manche est tourné en haut et qui récline la vessie; cette valve sera étroite, elle aura 2 cent. 1/2 de largeur. En second lieu on profitera de la colpotomie postérieure faite pour détruire les adhérences; on la fera si on ne l'a pas encore pratiquée et on introduira l'index dans le cul-de-sac postérieur au contact de la paroi postérieure de l'utérus. Cet index replié repoussera l'utérus en avant de manière à le faire saillir au dessous de la petite valve, dans la plaie vaginale. Il sera alors plus facile d'y passer des catguts. Si le coude tend à se reproduire, on enlèvera un coin de la partie antérieure à ce niveau, on fera une cunéo-hystérectomie. On passera ensuite des catguts pour souder les deux lèvres de cette plaie transversale et on se servira de ces catguts ensuite pour les passer dans les volets vaginaux. Les catguts n° 3 sont passés au nombre de trois ou quatre, transversalement dans la paroi utérine, au niveau de l'isthme et un peu au-dessus de lui. Il faut laisser deux centimètres et demi du fond de l'utérus absolument libres et ne fixer que la zone moyenne. Si cette zone moyenne fait gros dos parce qu'elle correspond à l'angle d'une rétroflexion irréductible, la curéo-hystérectomie a paré à cet inconvénient.

Dans le quatrième temps, il faut suturer l'utérus à la paroi vaginale. On passe donc chacun des trois ou quatre fils dans les valves vaginales taillées au premier temps, et on n'a plus qu'à les nouer séparément. Il importe de passer ces fils dans la paroi vaginale, très haut, c'est-à-dire tout près de la partie supérieure de l'incision vaginale, au-dessous de l'urèthre afin de ne pas trop antéfléchir l'utérus. Quand on a terminé, il reste à réunir la partie inférieure de la paroi vaginale au contact du col, au moyen de catguts séparés. Enfin, on termine en mettant un tampon de gaze iodoformée dans le cul-de-sac postérieur, un second dans la cavité utérine et un troisième dans le cul-de-sac antérieur. Les suites sont habituellement simples et apyrétiques.

Comme on le voit dans ce procédé les fils ne sont

pas appliqués jusqu'en haut de l'utérus. Il en est différencié ainsi du procédé de Le Dentu et Pichevin. Cependant nous devons noter que M. Le Dentu a dans ses leçons de cliniques reconnu cette imperfection.

Nous donnons ici quelques observations types de vaginofixation pour les cas de rétroflexion, rétroversion et rétrodéviation avec infection des annexes.

Observations.

Dues à l'obligeance de M. C. Fournier, professeur de clinique obstétricale à l'école de médecine d'Amiens.

Observation I

Métrite hémorrhagique. Rétroflexion. Curettage. Hystéropexie vaginale.

Nelly L..., 17 ans, réglée à 15 ans régulièrement, mais avec douleurs. Pendant 14 mois disparition complète des règles et depuis 12 mois pertes sanguines continuelles, faisant songer à une fausse couche passée inaperçue ou à une perte hémorrhagique. Douleurs hypogastriques et lombaires violentes, qui forcent la malade à se reposer définitivement. Elle accuse en outre de très grandes difficultés pour aller à la selle ; les pertes blanches alternent avec les pertes rouges.

Le col de l'utérus est douloureux et un peu caché derrière la symphyse pubienne, il est conoïde, mais un peu fendu transversalement. Le cul-de-sac de Douglas est rempli par une tumeur qui est le fond de l'utérus basculé sur le col en rétroflexion. Les annexes sont saines mais le fond de l'utérus épaissi est un peu adhérent et très douloureux : la rétroflexion est au degré le plus avancé, cervico-corporelle.

Le 17 juin 1898, curettage et hystéropexie vaginale antérieure au moyen d'un procédé non classique : cunéo-hystérectomie sur la face antérieure de l'utérus, catguts en bourse et ligature de ces catguts à la paroi vaginale antérieure décollée de la vessie. Suites normales. Revue au bout de deux mois, la malade présente un résultat bien acquis, l'antéflexion se maintient très bien.

Observation II

Rétroflexion très accusée. Hystéropexie vaginale.

Jeanne T..., 22 ans, a marché à 4 ans, réglée à 16 ans. Hystérique. Accouchée il y a six mois d'un enfant vivant en présentation de la face que j'ai extrait par version podalique.

Depuis cet accouchement constipation opiniâtre, durant parfois 8 ou 10 jours. Douleurs dans la marche au niveau du rectum et du coccyx ; parfois ténesme vésical. Ainsi que la plupart des autres malades cette personne s'est levée trop tôt après son accouchement, au cinquième jour. Elle a eu à ce moment des douleurs pour uriner et les commémoratifs semblent faire remonter à cette époque les débuts de sa rétrodéviation.

En outre des douleurs et de la constipation, nous constatons de la leucorrhée abondante et purulente, un utérus abaissé et mobile, une rétroflexion très accusée, cervico-corporelle, col et corps adossés l'un à l'autre ; le col est déchiqueté.

Le 30 mars 1899, hystéropexie vaginale : quatre fils sont placés dans la paroi antérieure de l'utérus et dans la paroi vaginale dédoublée. Le 15 avril la malade nous quitte complètement guérie de ses douleurs et de sa constipation.

Revue depuis lors et six mois plus tard, elle continue à avoir un bon état général. Elle ne souffre plus et continue à aller à la selle sans difficulté : elle travaille sans difficulté toute la journée.

Observation III

Rétroversion utérine adhérente. Hystéropexie vaginale.

Berthe H..., âgée de 36 ans, a marché à l'âge de 3 ans, a eu ses premières règles à 11 ans et depuis lors régulièrement pendant cinq ou six jours chaque fois. Première grossesse à 19 ans, accouchement à sept mois ; l'enfant meurt à six semaines. Seconde grossesse à 21 ans, accouchement à terme d'un enfant qui meurt à dix-huit mois. Troisième grossesse à 26 ans, accouchement à huit mois d'un enfant qui meurt 15 jours après. L'accouchée reste au lit pendant trois mois avec de la fièvre, des douleurs abdominales intenses, du ballonnement du ventre et quelques vomissements, qui prouvent une pelvi-péritonite apparue à cette époque. Quatrième grossesse à 35 ans, accouchement à huit mois d'un enfant mort au bout de vingt-cinq jours, il y a un an.

Depuis quatre et cinq ans la malade a toujours souffert du ventre au moment des règles, puis pendant une quinzaine de jours chaque mois : les règles duraient fort longtemps sous forme d'un écoulement sanguin peu abondant auquel faisait suite une leucorrhée abondante. La douleur siège surtout à gauche depuis un an sur une ligne allant de l'épine iliaque antéro-supérieure à l'ombilic. La malade ne peut plus marcher et souffre de constipation.

Nous constatons un col très déchiré. un utérus adhérent en arrière. sensible au ballottement qui est du reste peu facile à produire, en raison des adhérences ; il est difficile de saisir l'utérus accolé au sacrum. Les annexes sont volumineuses mais peu sensibles.

Le 2 novembre 1899, hystéropexie vaginale, en décollant la vessie de l'utérus, après dédoublement de la cloison vésico-vaginale. L'utérus est amené difficilement au moyen de fils de catgut et de pinces tire-balle. Néanmoins ses adhérences sont détruites et les fils noués à la paroi vaginale. Suites normales.

Observation IV

Métrite. Rétroflexion utérine. Salpingo-ovarite gauche. Hystéropexie vaginale. Ovaro-salpingectomie.

Louise D..., 42 ans, réglée à 12 ans 1/2, a eu cinq grossesses et deux fausses couches. Le dernier avortement remonte à onze ans. Dès lors elle a souffert du bas-ventre et ne s'est jamais remise complètement : elle éprouve des malaises généraux très fréquents.

Depuis un an les douleurs se sont localisées à gauche au-dessus du pli de l'aine. C'est même un point douloureux dont la persistance ne laisse aucun répit, qui nous l'amène à la consultation. Il y a dans la région coccygienne une douleur également fréquente et tenace. La leucorrhée a toujours été abondante. Des hémorrhagies ont nécessité un séjour à l'hôpital il y a quelques mois. Elle souffre d'une constipation opiniâtre.

L'utérus est rétrodévié, un peu fléchi en arrière sur le col, légèrement adhérent et en partie mobilisable, douloureux au palper. Les annexes gauches sont volumineuses, et très sensibles, descendues dans le cul-de-sac latéral du même côté.

Le 16 mars 1900, colpotomie antérieure après dissection de deux valves vaginales ; l'utérus est difficilement abaissé, ainsi que la trompe et l'ovaire gauche, qui sont pédiculisés et enlevés après ligature au catgut.

Des fils passés dans l'utérus l'abaissent et le fixent à la paroi vaginale. La trompe enlevée est moniliforme, volumineuse et déformée, l'ovaire kystique ; il y a un peu de pus.

Suites normales, sauf pendant deux jours où la température atteint 38°2.

Disparition des douleurs dans la suite.

III. Accouchement après l'hystéropexie.

L'objection principale que l'on fait à l'hystéropexie c'est qu'elle peut déterminer des accidents au cours de la grossesse et au moment de l'accouchement. On cite comme conséquence l'avortement, la plus grande fréquence de l'application du forceps et même trois fois l'opération césarienne (cas de Gaubaroff, Poltowiez, Abel). Du reste l'hystéropexie abdominale est accusée de ces mêmes méfaits. M. Démelin, dans un travail qu'il a publié à la Société d'obstétrique en 1895, dit qu'il y a eu des vaginofixations dangereuses pour l'accouchement : ce sont des cas exceptionnels, mais qu'on ne peut nier. M. C. Fournier répondait cette année, à la Société obstétricale (1), que ces faits concernent des cas pour la plupart anciens, surtout observés en Allemagne, à l'époque où l'opération était effectuée avec des procédés défectueux, alors qu'on apprenait l'opération et qu'on craignait toujours de ne pas fixer assez fortement l'utérus. En second lieu il est facile de voir que toutes les fois qu'on a fixé le fond de l'utérus à la paroi vaginale, il y a eu des accouchements difficiles et qu'il n'est jamais rien

(1) Hystéropexie vaginale et accouchement, Société obstétricale de France, 5 avril 1902. — C. Fournier, chez Doin, Paris.

survenu quand on n'a fixé que l'isthme de l'utérus. Ces objections ne sont donc pas inexactes ; elles conservent toute leur importance pour les cas où la fixation n'a pas été bien faite et cessent d'exister pour les cas où la fixation a été convenable.

M. C. Fournier a observé un cas où le fond de l'utérus ayant été fixé fortement à la paroi vaginale, l'opération césarienne fut nécessaire à la fois pour le rétrécissement du bassin qui était de huit centimètres et pour une antéversion utérine très accusée : le fait a été rapporté à la Société d'obstétrique en janvièr 1901. Il pourra se reproduire encore si l'opérateur passe des fils à ce niveau et non comme il doit le faire à la partie moyenne de la partie antérieure de l'utérus.

Si l'on veut juger cette question, on ne doit plus prendre que des cas récents, dans lesquels la fixation a été faite comme il convient, parce que l'on sait maintenant pratiquer cette intervention.

Voici une série de sept observations dues à l'obligeance de M. C. Fournier. Il s'agit de femmes accouchées après avoir subi la vaginofixation faite par M. C. Fournier lui-même.

I. — Victoria P..., 31 ans, couturière. Rétroflexion utérine après six enfants. Hystéropexie vaginale le 31 mai 1899. Grossesse nouvelle et albuminurie. Accouchement prématuré à 8 mois 1/2. OIGA. Enfant vivant. Durée 8 heures, le 26 novembre 1900.

II. — L... Hortense, 26 ans, couturière. Rétroposition d'un utérus adhérent après une grossesse. Hystéropexie vaginale le 9 février 1899. Grossesse nouvelle et accouchement normal le 22 février 1901. Circulaire du cou. Durée 7 heures.

III. — Debrie, 27 ans. Ménagère. Hystéropexie vaginale après une grossesse, pour métrite fongueuse et rétroversion adhérente. Colpotomie le 5 mai 1899. Accouchement normal en OIGP, en juillet 1900. Durée 10 heures.

IV. — Alexandrine P...., domestique, 34 ans. Deux grossesses. Cystocèle. Hystéropexie vaginale le 8 août 1900. Accouchement normal OIGA, le 3 septembre 1901. Durée 6 heures.

V. — Gabrielle D..., 31 ans. Rétroposition utérine adhérente consécutive à une ancienne métro-salpingite qui paraît guérie. Hystéropexie vaginale le 30 octobre 1900. Accouchement normal en OIGA, le 13 décembre 1901. Durée 10 heures.

VI. — Marthe Ch..., 24 ans, ménagère. 2 grossesses. Métrite et rétroflexion. Curettage, Schrœder, hystéropexie vaginale le 23 mai 1900. Accouchement normal, OIGA. Circulaire du cou le 31 décembre 1901. Durée 7 heures

VII. — Th..., 26 ans, bouchère. 2 grossesses avec enfants morts. Bassin rétréci généralement de 9 centimètres. Rétrodeviation adhérente. Hystéropexie vaginale le 26 janvier 1901. Accouchement lent OIGA, ayant duré 12 heures. le 2 février 1202.

Forceps après le début de l'engagement. Enfant mort de 3.800 grammes.

Résultats. — Cette opération pour cystocèle a été pratiquée trois fois seulement par M. C. Fournier sur une soixantaine de cas d'hystéropexie tant pour des rétropositions adhérentes de l'utérus que pour des rétroversions, rétroflexions avec ou sans salpingites unilatérales extirpées par le vagin avant de fixer l'utérus.

Or sur ces 60 cas, il n'a revu que sept femmes enceintes. Il y a bien parmi les autres un tiers qui habitent au loin et qu'il ne reverra probablement pas. Parmi les quarante qui restent il y en a quinze âgées de quarante ans au plus qui n'auront pas de grossesse. Restent donc vingt-cinq, encore jeunes, sur lesquelles quelques-unes pourront devenir enceintes, mais en tout cas parmi lesquelles jusqu'ici il n'a observé que sept grossesses.

De ces sept grossesses la dernière seule a donné un mauvais résultat, puisque l'enfant ramené par le forceps est venu en état d'asphyxie bleue, puis s'est refroidi et après avoir jeté deux ou trois cris a cessé de respirer, malgré les manœuvres employées pour le ranimer. Mais il faut noter que la mère a déjà eu deux enfants morts par le même mécanisme, accouchement lent, engagement tardif par suite du rétrécissement du bassin et du volume des enfants : la tête fœtale en OIGA est restée longtemps sans s'engager et quand la dilatation a été complète elle s'est fléchie un peu et a commencé à se fixer. A ce moment application de forceps : l'enfant est venu sans grande traction, a respiré un peu, puis est mort. Le col n'ayant jamais été rigide, la lèvre antérieure étant restée molle et souple, il est évident que c'est le rétrécissement pelvien qui a déterminé cette mort en retardant l'accouchement.

Pour les six autres accouchements, ils ont été rapportés en quelques mots parce qu'ils sont normaux et sans intérêt par eux-mêmes. Les contractions utérines n'ont nullement été gênées, ni modifiées par suite de la fixation vagino-utérine. Le col s'est parfaitement dilaté. Il faut noter seulement qu'au début de l'engagement et de la dilatation du col, le doigt percevait quelquefois une dépression vaginale, située au-dessus du col, sur la paroi antérieure du segment inférieur, sorte d'enfoncement correspondant à la ligne des sutures de l'hystéropexie. Mais cette cicatrice s'est effacée rapidement chaque fois et on n'a pas remarqué que le col ait eu la moindre difficulté à s'ouvrir. En admettant même que la partie suturée du segment inférieur soit formée d'un tissu fibreux incapable de se distendre, cette zone serait si restreinte, si petite, qu'elle ne pourrait gêner la dilatation. Le col est toujours bien resté dans l'axe du vagin. La poche des eaux s'est formée comme d'ordinaire. Bref à part ce point que nous venons de faire remarquer, ces accouchements n'ont rien de particulier.

Conditions opératoires favorables à l'accouchement. — Il faut bien se convaincre ici que le contact utéro-vaginal n'a pas besoin d'être extrêmement large et qu'il ne faut pas une solidité à toute épreuve entre l'utérus et le vagin. Des adhérences même lâches et simples, suffisent. Et elles deviennent ainsi souples et élastiques, ainsi qu'on peut le constater quand on examine les opérées quelques mois après l'intervention. Elles suffisent toujours tant que l'utérus reste penché, en avant, tant que le fond ne retourne pas dans sa position vicieuse. La soie produit un accolement trop persistant et elle demeure dans la plaie. Le but n'est pas d'obtenir une barrière dure de tissu fibreux, c'est de ramener l'utérus en avant, de l'y garder et de lui faire perdre l'habitude, si nous osons nous exprimer ainsi, de son ancienne déviation. Quatre catguts passés où il faut suffisent amplement, parce qu'après leur résorption, persistent les adhérences qui maintiennent en bonne place l'utérus.

Et alors survienne la grossesse : l'œuf se développe sans gêne dans la cavité utérine. Il redresse l'utérus, il monte dans le ventre et, quand on examine la parturiente dans les derniers mois de la grossesse, on ne sent qu'un léger enfoncement plus prononcé que d'ordinaire au-dessus du col, au niveau du segment inférieur. Ces dernières adhérences disparaissent le plus souvent au moment du travail, elles ne gênent pas l'accouchement. L'hystéropexie vaginale a été correctement faite, l'accouchement l'est à son tour.

M. C. Fournier a eu l'heureuse occasion de revoir quelques malades après leur accouchement : l'utérus était en position normale. La rétrodéviation ne s'était pas reproduite, mais chez deux d'entre elles, il peut affirmer que les adhérences créées par la fixation étaient disparues. Chez les autres les adhérences paraissaient exister encore, mais, ajoute t-il :

« J'aurais besoin de les revoir pour l'affirmer. » Nous sommes donc porté à croire qu'après l'accouchement, les adhérences perceptibles disparaissent au moins en grande partie. Mais d'autre part, il n'existe pas de tissu cicatriciel, il y a certainement contact persistant entre l'utérus et la paroi vaginale, car la vessie reste plus élevée que d'ordinaire.

Cette absence de certitude sur la solidité du contact entre l'utérus et la paroi vaginale après l'accouchement ne nous fait cependant pas craindre une récidive de la rétrodéviation, d'abord parce qu'elle n'a pas été observée chez les malades dont il est question ci-dessus, ensuite parce qu'il n'y a pas plus de motif pour cela que chez les femmes qui n'ont jamais été atteintes de cette déviation. Mais en admettant même que cette rétrodéviation puisse se reproduire, devrait-on regretter l'intervention faite autrefois? Nous pouvons affirmer que non. On a pratiqué cette fixation qui est une opération tout à fait bénigne pour éviter des inconvénients graves : la métrite, et par l'absence de drainage, la métrosalpingite, amènent les femmes atteintes de rétrodéviation, à l'hystérectomie vaginale. On a évité cette hystérectomie dans nombre de cas.

En rétablissant le drainage et la perméabilité de l'utérus, on a permis la grossesse. Du moment où l'hystéropexie a produit ces avantages et évité ces accidents, il faut se montrer satisfait que l'accouchement a été bon. Et quand bien même la fixation disparaitrait après l'accouchement, nous trouvons qu'on a déjà obtenu un résultat qui dépasse de beaucoup en avantages le très petit inconvénient qu'il y a pour une femme à fixer son utérus. A plus forte raison s'il n'y a ni grossesse ni accouchement, l'opération est et reste excellente.

IV. Cystocèle

Nous ajouterons quelques mots à ce travail à propos de la cystocèle. Nous n'avons eu en vue jusqu'alors que l'hystéropexie vaginale pour combattre la rétrodéviation. N'y a-t-il pas d'autres indications opératoires que la rétrodéviation? N'y a-t-il pas des cas où il y a intérêt à fixer en bonne place l'utérus?

Il y a d'abord la rétroposition avec adhérences. Il y a des utérus qui sont en totalité portés sur la paroi postérieure du bassin à laquelle ils adhèrent fortement. Ils saignent souvent et font souffrir. Dans ces cas, il est bon de les décoller au moyen d'une colpotomie postérieure et de les fixer ensuite à la paroi antérieure du vagin.

Dans le prolapsus de l'utérus, la périnéorraphie occupe une grande place à juste titre et la fixation abdominale de l'utérus ou de ses ligaments relèvent mieux cet organe qu'une fixation vaginale, nous entendons dans les chutes de quelque importance. Mais il est des cas où l'utérus est à peine abaissé, où la paroi vaginale postérieure ne fait aucune saillie et où au contraire la paroi vaginale antérieure est tellement prolabée et distendue qu'elle se montre à la vulve: c'est ce qu'on connait sous le nom de cystocèle, ou prolapsus de la vessie, c'est ce que l'on regarde comme premier degré du prolapsus génital. Eh bien ! trois fois M. C. Fournier se trouvant en face de ces cas ne se contenta pas de la colporraphie antérieure trop infidèle dans ses résultats, il a pratiqué de propos délibéré l'hystéropexie vaginale. Après avoir disséqué les deux volets vaginaux il a décollé la vessie de l'utérus et l'a refoulée au-dessus de lui. Amenant cet utérus dans la plaie, il l'a soudé comme à l'ordinaire à la paroi antérieure du vagin. Le résultat a été excellent et « je ne crois pas, dit-il, la possible récidive de la cystocèle chez ces femmes : la vessie ne me parait pas pouvoir retomber dans de semblables conditions. »

Il serait à souhaiter que de nouveaux cas viennent s'ajouter à ceux-là. Que faire en effet contre la cystocèle ? L'avivement de la paroi vaginale antérieure prolabée, suivi de la suture et du rétrécissement de cette distension de la paroi vésico-vaginale ne donne pas grand succès. La récidive est fréquente après la colporraphie antérieure. Si au contraire on rejette la vessie au-dessus de la suture utéro-vaginale, on n'a plus à craindre ce prolapsus. Il va sans dire qu'il n'est aucunement question ici du prolapsus utérin

Conclusions.

A) Nous conseillons l'hystéropexie vaginale dans tous les cas de rétrodéviation utérine, adhérente ou non.

Elle est encore conseillée quand il y a avec la rétro-déviation, salpingite unilatérale prolabée, pouvant être enlevée par le vagin.

Elle paraît réussir contre la cystocèle.

B) Intervention bénigne, conservatrice (puisqu'elle évite l'hystérectomie dans bien des cas) et efficace, elle paraît même sans danger au point de vue de l'accouchement, si on a la précaution de ne fixer que la partie moyenne de la paroi antérieure de l'utérus.

Dans ces conditions elle sera préférée des malades à toute intervention analogue, poursuivant le même but.

IMPRIMERIE F. DEVERDUN, BUZANÇAIS (INDRE)

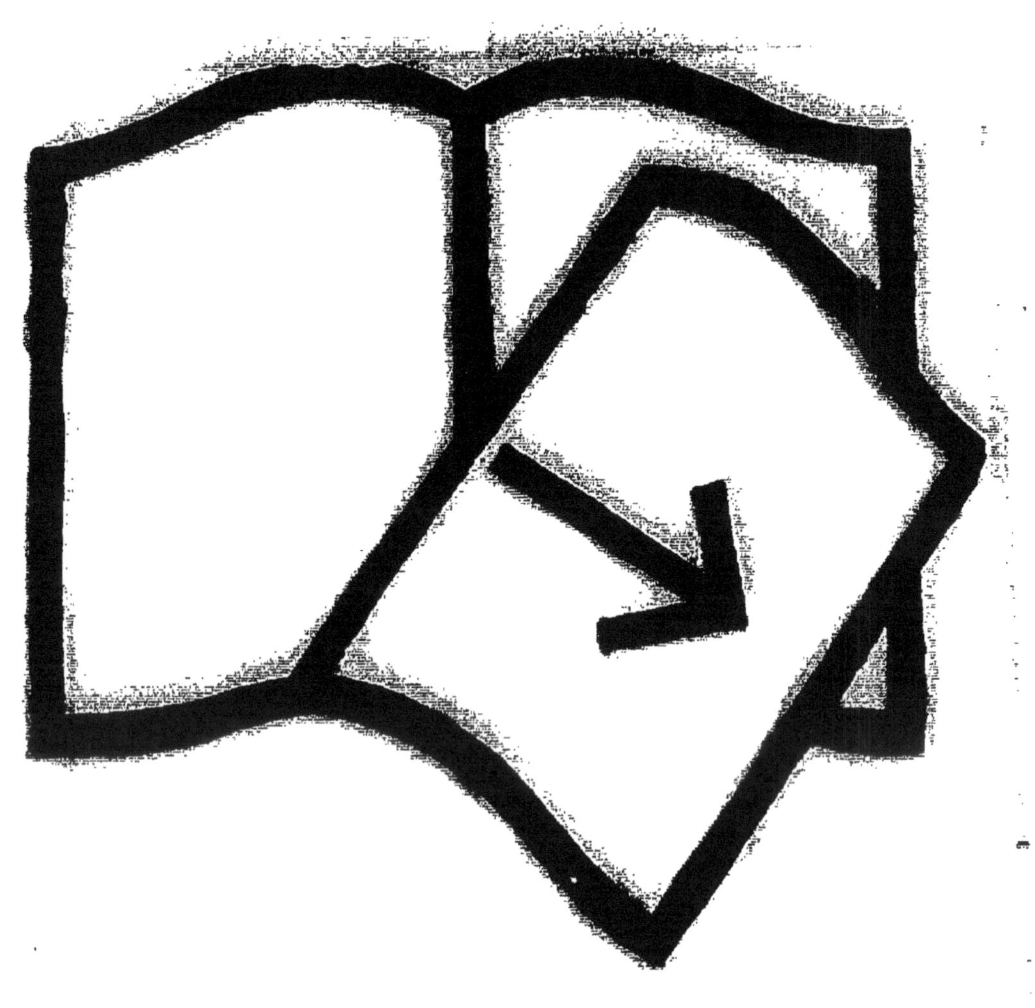

Documents manquants (pages, cahiers...)

NF Z 43-120-13

www.ingramcontent.com/pod-product-compliance
Ingram Content Group UK Ltd.
Pitfield, Milton Keynes, MK11 3LW, UK
UKHW020441230726
13925UKWH00004B/1770

9 782013 593434